心搏骤停救生技术

CPR 与 AED 应用手册

编著·中国红十字会总会
中国红十字会总会训练中心

科学技术文献出版社
SCIENTIFIC AND TECHNICAL DOCUMENTATION PRESS

·北京·

图书在版编目（CIP）数据

心搏骤停救生技术：CPR与AED应用手册 / 中国红十字会总会，中国红十字会总会训练中心编著. —北京：科学技术文献出版社，2020.1（2022.10重印）

ISBN 978-7-5189-3327-3

Ⅰ.①心… Ⅱ.①中… ②中 Ⅲ.①心肺复苏术—手册 Ⅳ.① R605.974-62

中国版本图书馆 CIP 数据核字（2017）第 220902 号

心搏骤停救生技术 —— CPR与AED应用手册

策划编辑：付秋玲　责任编辑：张　蓉　孙洪娇　责任校对：文　浩　责任出版：张志平

出　版　者	科学技术文献出版社	
地　　　址	北京市复兴路15号　邮编 100038	
编　务　部	（010）58882938，58882087（传真）	
发　行　部	（010）58882868，58882870（传真）	
邮　购　部	（010）58882873	
官方网址	www.stdp.com.cn	
发　行　者	科学技术文献出版社发行　全国各地新华书店经销	
印　刷　者	北京地大彩印有限公司	
版　　　次	2020 年 1 月第 1 版　2022 年 10 月第 7 次印刷	
开　　　本	787×1092　1/16	
字　　　数	85千	
印　　　张	5	
书　　　号	ISBN 978-7-5189-3327-3	
定　　　价	29.00元	

版权所有　违法必究

购买本社图书，凡字迹不清、缺页、倒页、脱页者，本社发行部负责调换

前言

开展群众性应急救护培训是法律赋予中国红十字会的职责，2012年印发的《国务院关于促进红十字事业发展的意见》中明确提出，要积极推动红十字应急救护培训进社区、进农村、进学校、进企业、进机关，不断提高应急救护知识在人民群众中的普及率。中国红十字会作为开展群众性应急救护培训数量最多、范围最广的社会组织，近十年来共培训应急救护师资逾31万名，培训红十字救护员3500余万名。

为提高培训质量，中国红十字会总会积极推进应急救护培训标准化建设，编写了《救护师资教程》《救护员》《驾驶员救护》《水上救生》《家庭急救》等救护系列教材，取得了良好的社会反响。心肺复苏是红十字应急救护培训的重要内容之一，为进一步推动心肺复苏专题培训的开展，我们组织编写了《心搏骤停救生技术——CPR与AED应用手册》。

本手册遵循红十字会与红新月会国际联合会出版的《2016年国际急救与复苏指南》和中国红十字会总会编写的《救护师资教程》《救护员》的技术标准。本书第二章简要介绍了成人、儿童和婴儿心肺复苏的操作流程，并配以示意图，便于快速查阅和浏览操作技术，其他部分详细阐述了心肺复苏流程中各环节的操作方法和理论依据，以满足不同学习基础读者的需求。

感谢沈洪教授和周荣斌教授对本书进行多次审核；感谢飞利浦（中国）投资有限公司对本书编写的大力支持。希望本书能在推动心肺复苏技术普及中发挥积极作用，欢迎广大读者提出宝贵的意见和建议。

编　者

2019年11月

橘色框中的内容，是建议各位读者重点掌握的内容。例如：

高质量心肺复苏的标准

- 按压频率：100 ～ 120 次 / 分钟
- 按压深度
  - 成人 5 ～ 6 厘米
  - 儿童至少为胸廓前后径的 1/3（约 5 厘米）
  - 婴儿至少为胸廓前后径的 1/3（约 4 厘米）
- 每次按压后让胸廓完全回复原状
- 尽量避免胸外按压的中断
- 避免过度通气

虚线框中的内容，属于扩展学习内容。例如：

滑行法确定按压位置

难以准确判断乳头位置时（如体形肥胖、乳头下垂等），可采用滑行法。

施救者用一只手的中指沿患者肋弓外下方向内上方滑行至两肋弓交汇处，食指紧贴中指并拢，另一只手的掌根部紧贴第一只手的食指平放，使掌根置于胸骨下半部。

本书中指示了相关内容的页码，便于阅读。例如：

详细信息→第28页

目　录

第一章
心搏骤停

一、心血管系统

（一）心脏的结构

心脏是一个中空的器官，位于胸腔中纵隔的心包内。心脏有四个腔，即左心房、右心房、左心室和右心室。全身的静脉血由上、下腔静脉流入右心房，再由右心房经三尖瓣流入右心室。右心室内的静脉血经肺动脉瓣流入肺动脉，再到达肺，在肺内进行气体交换，排出血中的二氧化碳并摄入氧气。经过气体交换后的动脉血，经肺静脉流入左心房，再经二尖瓣流入左心室，经左心室上方的主动脉瓣射入主动脉，进而送往全身。在神经和体液的调节下，心脏有节律地收缩和舒张，像泵一样不停地将血液从静脉吸入，由动脉射出，从而推动血液在血管内不停地循环流动（图1）。

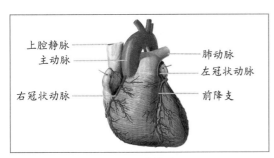

图 1　心脏的外观

（二）心脏的电活动

心脏能够有节律地搏动，是心脏的特殊结构决定的。心肌组织具有兴奋性、自律性、传导性和收缩性四种生理特征。窦房结内的起搏细胞首先发生电冲动，并依次传至心房和心室，使心房和心室收缩泵血。

（三）血液循环

1. 体循环

由左心室搏出携带氧气和营养物质的动脉血液，经主动脉及其各级分支流向全身毛细血管，通过毛细血管网完成组织内气体和物质交换，将代谢产物及二氧化碳汇入小静脉，经上、下腔静脉流入右心房（图2）。

2. 肺循环

回到右心房的静脉血液由右心室搏出，经肺动脉至肺毛细血管网进行气体交换，摄取氧气，排出二氧化碳，再将富含氧的血液经肺静脉汇入左心房。

3. 毛细血管

毛细血管是连接动、静脉之间的微血管，呈网状分布于全身，在此进行血液与组织间气体、营养物质和代谢产物的交换。

1

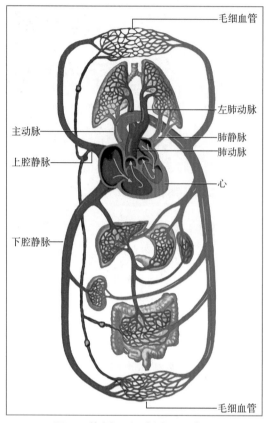

图 2　体循环和肺循环示意图

左肺动脉
毛细血管
主动脉
肺静脉
肺动脉
上腔静脉
心
下腔静脉
毛细血管

二、心脏病发作与心搏骤停

（一）心脏病发作

当心脏的电、机械活动出现异常和供应心肌的血液突然减少或中断时（如由于冠状动脉疾病引起），会导致心脏病发作。心脏血液供给受阻时心肌细胞不能获得需要的氧气和营养物质，造成心肌细胞死亡，导致心肌的永久性损害。心脏是血液循环的动力源，突然发病时可能影响泵血功能，甚至危及患者的生命。因此，当患者出现心脏病急性发作的表现时，应立即寻求医疗救护，最大限度地减少对

患者的伤害，挽救生命。

心脏病发作的症状和体征因人而异，男性与女性之间也有所不同。即使是以前已经发作过心脏病的人，第二次发作时也不一定出现完全相同的症状和体征。

心脏病发作的表现

■ 突发胸部压榨样疼痛，疼痛可放射到左手臂、左肩、颈部、下颌和上腹部，老年人和糖尿病患者的疼痛可能不明显
■ 呼吸困难
■ 口唇和皮肤苍白或青紫
■ 恶心、呕吐
■ 出冷汗
■ 疲倦、焦虑、恐惧等

当发现或怀疑有人心脏病发作时，应立即拨打急救电话，不建议自行送患者去医院。让患者以舒适的体位休息，松开患者衣物，安慰并观察患者的变化，酌情协助患者服用硝酸甘油或阿司匹林等药物，并做好心肺复苏及电击除颤的准备。

硝酸甘油

● 舌下含服 0.5 毫克（1 片）
● 3 ~ 5 分钟后，如果症状无明显缓解，可再次含服 1 片
● 舌下含服，切勿整片吞下
● 血压低于平时者，不能服用该药
● 见光分解，避光保存

阿司匹林

- 剂量300mg，嚼服
- 对阿司匹林过敏、有出血倾向（如血液病患者等）、有消化道溃疡者不能服用该药

（二）心搏骤停

心搏骤停是指患者心脏有效泵血功能突然丧失，导致血液循环停止，全身各个脏器的血液供应完全中断，如不及时恢复心搏，患者可发生临床死亡。

心搏骤停分为原发性和继发性两种。前者即心源性心搏骤停，是指心脏本身疾病导致的心搏骤停，多见于冠状动脉粥样硬化性心脏病、各种原因引起的心律失常、先天性心脏异常等。后者指非心脏原因导致的心搏骤停，由于严重缺氧、中枢神经损害、过敏，以及意外伤害（如严重创伤、失血、淹溺、雷击、电击、中毒等）等引起的，其中严重缺氧是最常见的原因。儿童和婴儿导致心搏骤停的最常见原因是窒息。

心搏骤停的患者如在数分钟内得不到正确、有效的施救，病情将进一步发展至不可逆转的生物学死亡。在完全缺氧状态下，4~6分钟开始出现脑损伤，8~10分钟后脑损伤将变得不可逆。

三、生存链

当患者发生心搏骤停时，能否及时得到周围人的救护是至关重要的。尽早、正确的施救，可使患者获得最大的生存机会。

生存链是指抢救心搏骤停患者的尽早识别求救、尽早心肺复苏、尽早电除颤、尽早高级生命支持、心搏骤停后综合救治和康复六项基本内容，用六个环表示，这六个环紧密相连、环环相扣，其中一个环节被破坏，良好预后的机会就会降低。及时按照这六个环的内容抢救患者，可以最大限度地提高患者的生存率（图3）。

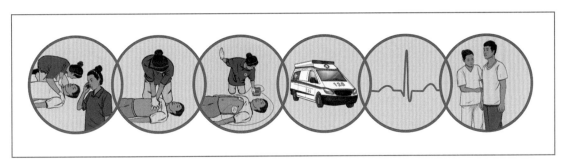

图3　生存链

（一）第一环节：尽早识别、求救

早期发现心搏骤停的表现或先兆，如胸痛、气短等，早期确定心搏骤停的发生并寻求他人帮助，拨打急救电话。

（二）第二环节：尽早心肺复苏

如果患者发生了心搏骤停，应立即实施高质量心肺复苏，可以提高患者的生存机会。

（三）第三环节：尽早电除颤

如有除颤指征，尽早使用自动体外除颤器（AED）进行电除颤，对提高心搏骤停患者生存机会起到关键作用。

（四）第四环节：尽早高级生命支持

在现场和转运到医院的途中，由专业急救人员借助医疗设备为患者实施紧急医疗救护。

（五）第五环节：心搏骤停后综合救治

即使患者恢复自主循环，仍要强调多学科综合救治，直至患者存活出院。

（六）第六环节：康复

患者在初次住院后需经过较长时间的康复期，以确保身心健康，恢复社会／角色功能。

对现场应急救护而言，前三个环节非常重要。未经应急救护培训的施救者，可在 120 调度员电话指导下实施胸外按压；受过培训的施救者可在进行心肺复苏的同时尽快使用 AED 实施电除颤。

第二章
心肺复苏操作流程

一、现场成人心肺复苏操作流程

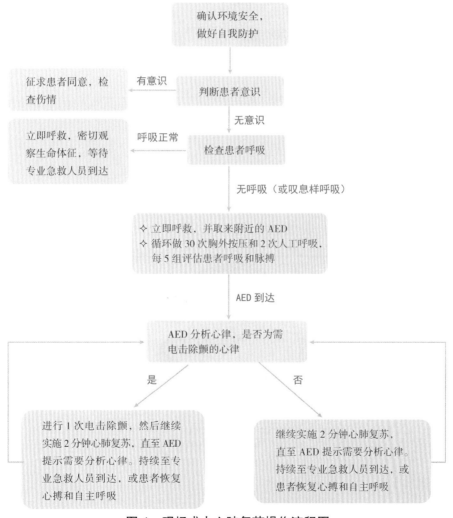

图 4　现场成人心肺复苏操作流程图

注：成人一般指青春期以上。

（一）确认环境安全，做好自我防护

施救者要快速观察周围环境，判断是否存在潜在危险，并采取相应的自身和患者安全保护与防护措施（图 5）。

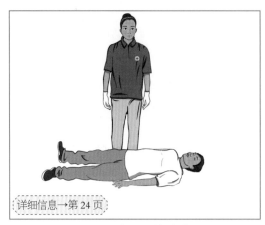

详细信息→第 24 页

图 5　确认环境安全

（二）判断意识及反应

施救者用双手轻拍患者的双肩，俯身在其两侧耳边高声呼唤："先生（女士），您怎么了，快醒醒！"如果患者无反应，可判断为无意识（图 6）。

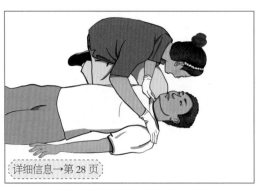

详细信息→第 28 页

图 6　判断患者意识及反应

（三）检查呼吸

检查呼吸时，患者如果为俯卧位，应先将其翻转为仰卧位。用"听、看、感觉"的方法检查患者呼吸，判断时间约 10 秒。如果患者无呼吸或叹息样呼吸，提示发生了心搏骤停（图 7）。

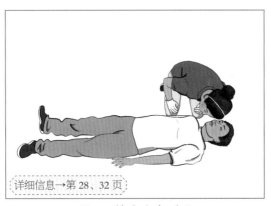

详细信息→第 28、32 页

图 7　检查患者呼吸

（四）呼救并取得 AED

如果患者无意识、无呼吸（或叹息样呼吸），立即向周围人求助，拨打急救电话，并取来附近的 AED（图 8）。

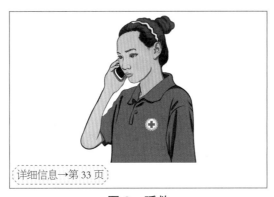

详细信息→第 33 页

图 8　呼救

（五）胸外按压

在呼救的同时尽快开始心肺复苏。施救者首先暴露患者胸部，将一只手掌根紧贴患者胸部正中、两乳头连线水平（胸骨下半部），双手十指相扣，掌根重叠，掌心翘起，双上肢伸直，上半身前倾，以髋关节为轴，用上半身的力量垂直向下按压，确保按压深度 5～6 厘米，按压频率 100～120 次／分钟，保证每次按压后胸廓完全回复原状（图 9）。

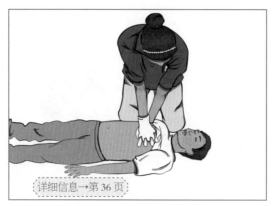

详细信息→第 36 页

图 9　胸外按压

（六）开放气道

检查口腔有无异物，如有异物将其取出。用仰头举颏法开放气道，通常使患者下颌角及耳垂的连线与水平面垂直（图 10）。

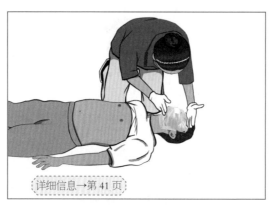

详细信息→第 41 页

图 10　开放气道

（七）人工呼吸

施救者用嘴罩住患者的嘴，用手指捏住患者的鼻翼，吹气 2 次，每次约 1 秒，吹气时应见胸廓隆起（图 11）。

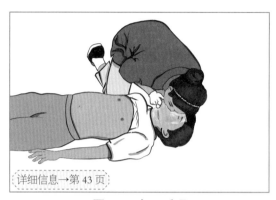

详细信息→第43页

图 11　人工呼吸

（八）循环做胸外按压和人工呼吸

循环做 30 次胸外按压和 2 次人工呼吸（30∶2），每 5 组评估患者呼吸和脉搏（图 12）。

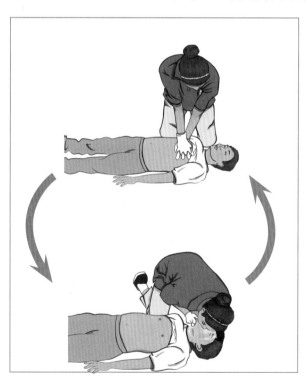

图 12　循环做胸外按压和人工呼吸

（九）尽快电除颤

1. 打开 AED 电源，按照语音提示操作（图 13）

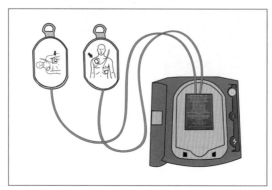

图 13　自动体外除颤器（AED）

2. 贴电极片

按照电极片上的图示，将电极片紧贴于患者裸露的胸部。一片电极片贴在患者胸部的右上方（胸骨右缘，锁骨之下），另一片电极片贴在患者左乳头外侧（左腋前线之后第五肋间处）（图 14）。

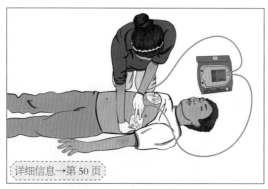

详细信息→第 50 页

图 14　贴电极片

3. AED 分析心律

施救者语言示意周围人不要接触患者，等待 AED 分析心律，以确定是否需要电击除颤（图 15）。

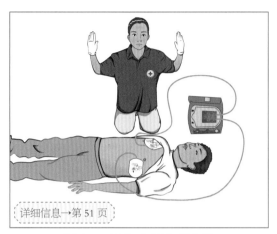

详细信息→第51页

图15　AED分析患者心律

4. 如果AED提示需要电击，准备除颤

　　施救者得到除颤指示后，等待AED充电，确保所有人员未接触患者，按下"电击"按钮除颤（图16）。

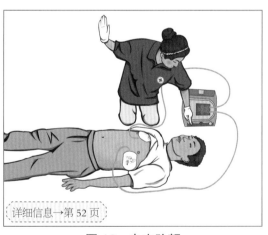

详细信息→第52页

图16　电击除颤

5. 除颤后立即实施胸外按压和人工呼吸

　　立即按照30∶2的比例实施胸外按压和人工呼吸，5组（约2分钟）后，AED再次自动分析心律，遵循AED的语音提示操作，直到患者恢复心搏和自主呼吸，或专业急救人员到达现场。

6. 如果AED提示不需要电除颤，继续实施心肺复苏

（十）复原体位

　　如果患者的心搏和自主呼吸已经恢复，将患者置于复原体位（稳定侧卧位），随时观察患者生命体征，并安慰照护患者，等待专业急救人员到来（图17）。

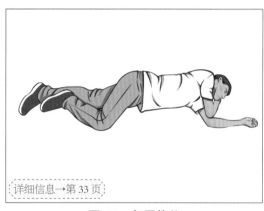

详细信息→第33页

图17　复原体位

二、现场儿童心肺复苏操作流程

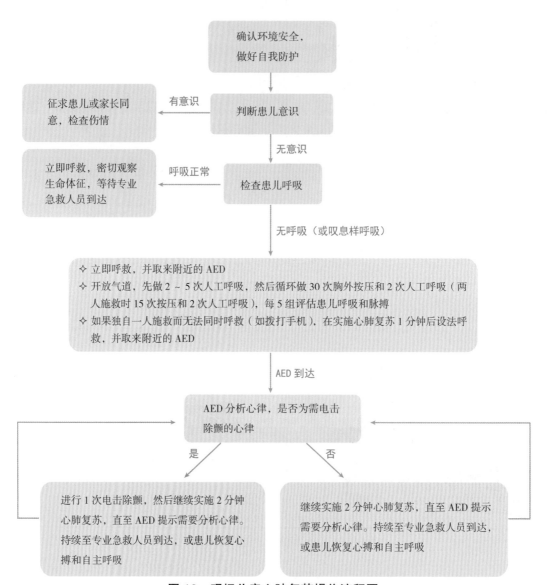

确认环境安全，做好自我防护

判断患儿意识

有意识 → 征求患儿或家长同意，检查伤情

无意识

检查患儿呼吸

呼吸正常 → 立即呼救，密切观察生命体征，等待专业急救人员到达

无呼吸（或叹息样呼吸）

◇ 立即呼救，并取来附近的 AED
◇ 开放气道，先做 2～5 次人工呼吸，然后循环做 30 次胸外按压和 2 次人工呼吸（两人施救时 15 次按压和 2 次人工呼吸），每 5 组评估患儿呼吸和脉搏
◇ 如果独自一人施救而无法同时呼救（如拨打手机），在实施心肺复苏 1 分钟后设法呼救，并取来附近的 AED

AED 到达

AED 分析心律，是否为需电击除颤的心律

是 → 进行 1 次电击除颤，然后继续实施 2 分钟心肺复苏，直至 AED 提示需要分析心律。持续至专业急救人员到达，或患儿恢复心搏和自主呼吸

否 → 继续实施 2 分钟心肺复苏，直至 AED 提示需要分析心律。持续至专业急救人员到达，或患儿恢复心搏和自主呼吸

图 18　现场儿童心肺复苏操作流程图

注：儿童是指 1 岁至青春期。

（一）确认环境安全，做好自我防护

施救者要快速观察周围环境，判断是否存在潜在危险，并采取相应的自身和患儿安全保护与防护措施（图19）。

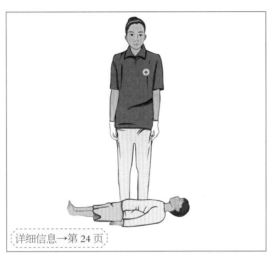

详细信息→第24页

图19　确认环境安全

（二）判断意识及反应

施救者用双手轻拍患儿的双肩，俯身在其两侧耳边高声呼唤，判断患儿有无反应，如果患儿无反应，可判断为无意识（图20）。

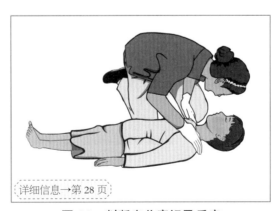

详细信息→第28页

图20　判断患儿意识及反应

13

（三）检查呼吸

检查呼吸时，患儿如果为俯卧位，应先将其翻转为仰卧位。用 "听、看、感觉" 的方法检查患儿呼吸，判断时间约 10 秒。如果患儿无呼吸或叹息样呼吸，提示发生了心搏骤停（图 21）。

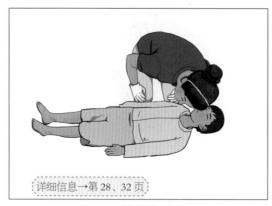

详细信息→第 28、32 页

图 21　检查患儿呼吸

（四）呼救并取得 AED

如果患儿无意识、无呼吸（或叹息样呼吸），立即向周围人求助，拨打急救电话，并取来附近的 AED。如果独自一人施救而无法同时呼救（如拨打手机），在实施心肺复苏 1 分钟后进行呼救，拨打急救电话，并取来附近的 AED（图 22）。

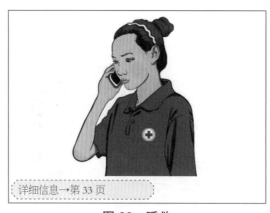

详细信息→第 33 页

图 22　呼救

（五）开放气道

检查口腔有无异物，如有异物将其取出。用仰头举颏法开放气道，通常使患儿下颌角及耳垂的连线与水平面约呈 60° 角（图 23）。

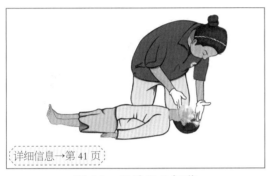

详细信息→第 41 页

图 23 开放患儿气道

（六）人工呼吸

施救者用嘴罩住患儿的嘴，用手指捏住患儿的鼻翼，吹气 2~5 次，每次约 1 秒，吹气时应见胸廓隆起（图 24）。

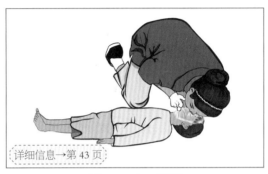

详细信息→第 43 页

图 24 人工呼吸

（七）胸外按压

施救者首先暴露患儿胸部，用单手掌根或双手掌根在患儿胸部正中、两乳头连线水平（胸骨下半部）垂直向下按压。确保按压深度至少为胸廓前后径的 1/3（约 5 厘米），按压频率 100 ~ 120 次 / 分钟，保证每次按压后胸廓完全回复原状（图 25、图 26）。

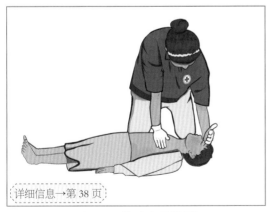

详细信息→第 38 页

图 25 单手胸外按压

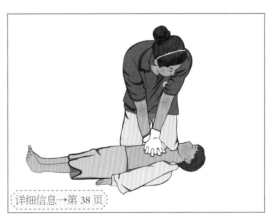

详细信息→第 38 页

图 26 双手胸外按压

（八）循环做胸外按压和人工呼吸

循环做 30 次胸外按压和 2 次人工呼吸（30∶2），如果现场有两个人施救，按照 15∶2 的比例进行胸外按压和人工呼吸。每 5 组评估患儿的呼吸和脉搏（图 27）。

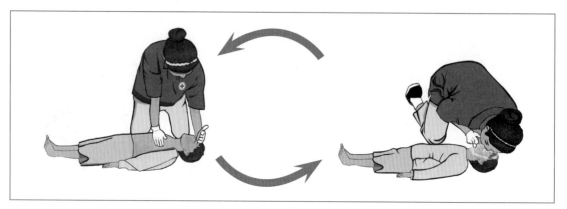

图 27　循环做胸外按压和人工呼吸

（九）尽快电除颤

1. 打开 AED 电源，按照语音提示操作（图 28）

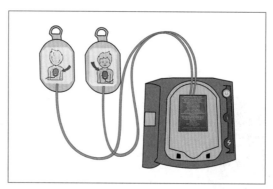

图 28　带有儿童电极片的 AED

2. 贴电极片

8 岁以下儿童应使用儿童电极片，或者使用 AED 的儿童模式；如果没有，可以使用成人标准 AED。按照电极片上的图示，将电极片紧贴于患儿裸露的胸部。一片电极片贴在患儿胸部的右上方，另一片电极片贴在患儿左乳头外侧。或者将两片电极片分别贴在患儿胸前正中及背后左肩胛处（图 29、图 30）。

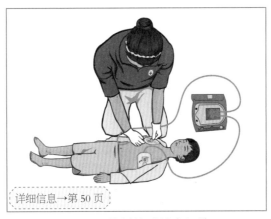

详细信息→第 50 页

图 29   前侧位贴放电极片

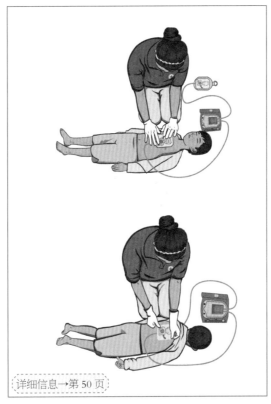

详细信息→第 50 页

图 30   前后位贴放电极片

3.AED 分析心律

施救者语言示意周围人不要接触患儿，等待 AED 分析心律，以确定是否需要电击除颤
（图 31）。

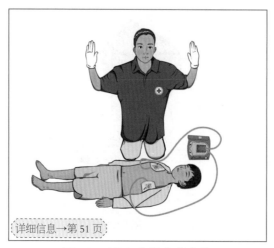

详细信息→第 51 页

图 31　AED 分析患儿心律

4. 如果 AED 提示需要电击，准备除颤

施救者得到除颤指示后，等待 AED 充电，确保所有人员未接触患儿，按下"电击"按钮除颤（图 32）。

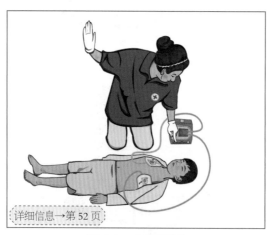

详细信息→第 52 页

图 32　电击除颤

5. 除颤后立即实施胸外按压和人工呼吸

立即按照 30∶2 的比例（两人施救为 15∶2）实施胸外按压和人工呼吸，5 组（约 2 分钟）后，AED 再次自动分析心律，遵循 AED 的语音提示操作，直到患儿恢复心搏和自主呼吸，或专业急救人员到达现场。

6. 如果 AED 提示不需要电除颤，继续实施心肺复苏

（十）复原体位

如果患儿的心搏和自主呼吸已经恢复，将患儿置于复原体位（稳定侧卧位），随时观察患儿生命体征，并照护患儿，等待专业急救人员到来（图 33）。

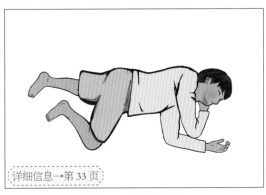

详细信息→第 33 页

图 33　复原体位

三、现场婴儿心肺复苏操作流程

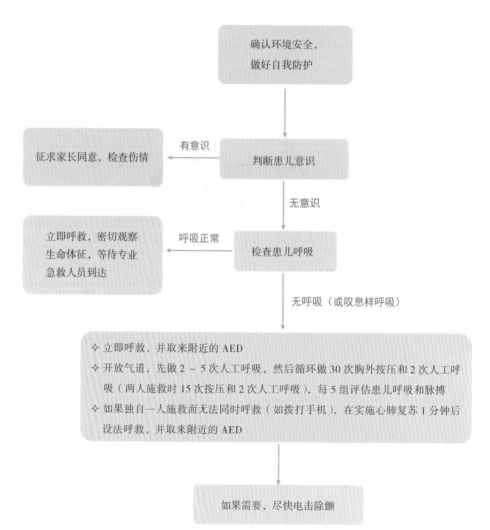

图 34　现场婴儿心肺复苏流程图

注：婴儿为出生后 1 至 12 个月，不足 1 个月者为新生儿。

（一）确认环境安全，做好自我防护

施救者要快速观察周围环境，判断是否存在潜在危险，并采取相应的自身和患儿安全保护与防护措施（图35）。

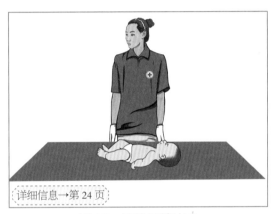

详细信息→第24页

图35 确认环境安全

（二）判断意识及反应

用手指轻弹或拍患儿足底，判断有无反应，如果患儿无反应，可判断为无意识（图36）。

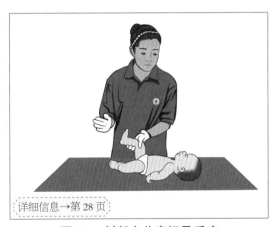

详细信息→第28页

图36 判断患儿意识及反应

（三）检查呼吸

检查呼吸时患儿应为仰卧位。用"听、看、感觉"的方法检查患儿呼吸，判断时间约10秒。

如果患儿无呼吸或叹息样呼吸，提示发生了心搏骤停（图 37）。

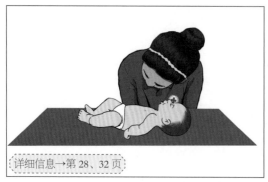

详细信息→第 28、32 页

图 37　检查患儿呼吸

（四）呼救并取得 AED

如果患儿无意识、无呼吸（或叹息样呼吸），立即向周围人求助，拨打急救电话，并取来附近的 AED。如果独自一人施救而无法同时呼救（如拨打手机），在实施心肺复苏 1 分钟后进行呼救，拨打急救电话，并取来附近的 AED（图 38）。

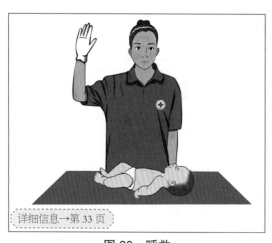

详细信息→第 33 页

图 38　呼救

（五）开放气道

检查口腔有无异物，如有异物将其取出。用仰头举颏法开放气道，通常使患儿下颌角及耳垂的连线与水平面约呈 30° 角（图 39）。

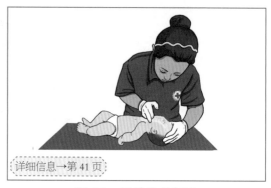

详细信息→第 41 页

图 39　开放患儿气道

（六）人工呼吸

施救者用嘴罩住患儿的口鼻，吹气 2～5 次，每次约 1 秒，吹气时应见胸廓隆起（图 40）。

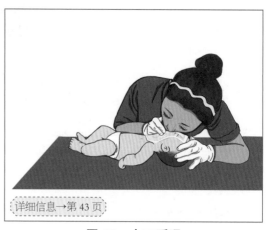

详细信息→第 43 页

图 40　人工呼吸

（七）胸外按压

施救者首先暴露患儿胸部，用一只手的两根手指（如使用中指和无名指、中指和食指）按压胸部正中、两乳头连线下方水平（胸骨下半部），确保按压深度至少为胸廓前后径的 1/3（约 4 厘米），按压频率 100～120 次 / 分钟，保证每次按压后胸廓完全回复原状（图 41）。

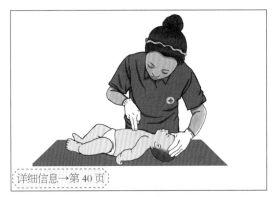

详细信息→第 40 页

图 41 胸外按压

（八）循环做胸外按压和人工呼吸

循环做 30 次胸外按压和 2 次人工呼吸（30：2），如果现场有两个人施救，按照 15：2 的比例进行胸外按压和人工呼吸。每 5 组评估患儿的呼吸和脉搏（图 42）。

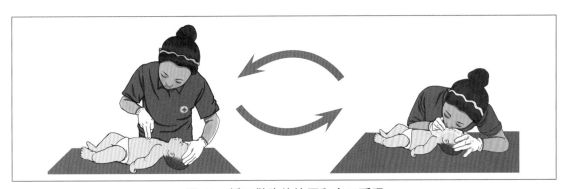

图 42 循环做胸外按压和人工呼吸

（九）尽快电除颤

对于婴儿，应首选使用手动除颤器而不是 AED 进行除颤，其次优先使用儿童电极片，或者使用 AED 的儿童模式，如果都没有，可以使用成人标准 AED。

第三章
心肺复苏

心肺复苏（Cardiopulmonary Resuscitation, CPR）是最基本的抢救呼吸、心搏骤停者生命的方法，通过徒手、应用辅助设备及药物来维持人工循环、呼吸和纠正心律失常。

一、心肺复苏前的准备

（一）环境安全与个人防护

施救者在救护患者时，要首先确认环境安全，做好个人防护，保证自身安全，防止受到伤害和感染。

1.确认环境安全

现场可能存在危险因素，施救者在进入现场之前，首先要考虑环境是否安全，确认安全后方可进入。

（1）现场可能存在的主要危险因素

①在交通事故现场，其他车辆可能造成二次伤害，受损的汽车可能发生起火、爆炸或再次倾覆；

②掉落的高压电线、漏电的电器等；

③化学性、腐蚀性和放射性等危险物质的泄漏；

④自然灾害，如地震、洪水、泥石流、山体滑坡等；

⑤地面湿滑，有磕绊的杂物或锐利的金属和玻璃等；

⑥地震后建筑物倒塌，发生余震，有毒、有害物质泄漏；

⑦其他危险因素，如环境酷热或严寒，毒蛇、蜂、犬等伤害人的动物。

（2）现场危险因素的识别

①声音：呼喊或求救，突然的噪音，反常的安静；

②现象：汽车是否起火、爆炸等，有火花、烟雾或明火；

③气味：强烈的恶臭或异常气味；

④行为：个人表现的异常，如激动、发怒、暴力行为等。

2.做好个人防护

在有条件或经过相关训练的情况下，做人工呼吸时应尽量使用人工呼吸面膜、面罩或球囊面罩，这样可以避免直接接触患者的口鼻，利于保护施救者，减少被感染的可能性。

（1）人工呼吸面膜

人工呼吸面膜是一种方便携带和使用的人工呼吸辅助工具（图43）。

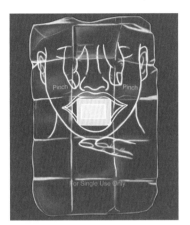

图 43　人工呼吸面膜

使用方法：打开外包装袋，取出呼吸面膜后展开，呼吸面膜上一般有示意图，可按图示将呼吸面膜放在患者面部，使透气部位对准患者嘴唇或鼻孔（图 44）。

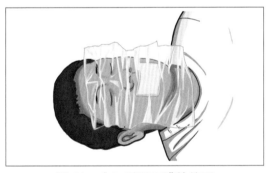

图 44　人工呼吸面膜的使用

（2）人工呼吸面罩

人工呼吸面罩上的单向阀门可以防止患者呼出的气体、血液和体液接触施救者。面罩有针对成人、儿童和婴儿的不同尺寸（图45）。将面罩较窄的一端向上，放置在患者面部罩住口鼻。使用面罩进行人工吹气时，要求施救者接受过相关培训。

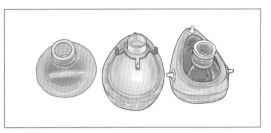

图 45　人工呼吸面罩

使用方法：①施救者位于患者一侧时，用靠近患者头侧手的拇指和食指放在面罩的上缘施压，另一只手的拇指放在面罩的下缘，其余手指放在下颌骨缘并提起下颌开放气道，确保开放气道时面罩边缘密封于面部（图 46）；

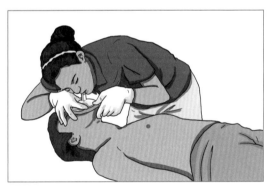

图 46　人工呼吸面罩的使用
——位于患者一侧

②施救者位于患者头顶部时，用双手提起下颌保持气道开放，使用 E-C 技术将面罩固定于面部。E-C 技术是指施救者将拇指和食指放在面罩的边缘（形成"C"形），用其余三指提起下颌角（3根手指形成"E"形）（图 47）。

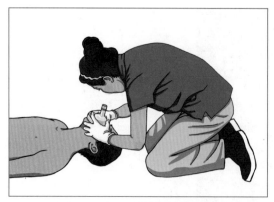

图 47　人工呼吸面罩的使用

——位于患者头顶侧

（3）球囊面罩

球囊面罩由一个面罩及一个与之相连的球囊组成（图 48）。将面罩较窄的一端向上，放置在患者面部罩住口鼻。使用球囊面罩进行人工通气时，要求施救者接受过相关培训。

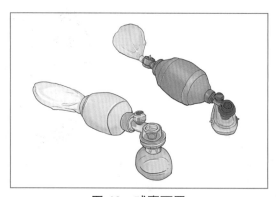

图 48　球囊面罩

使用方法：①单人操作时，施救者用一只手使用 E-C 技术将面罩固定于面部，提起下颌保持患者气道开放，用另一只手挤压球囊给予通气。施救者还可将球囊置于前臂上，便于另一只手挤压球囊（图 49）；

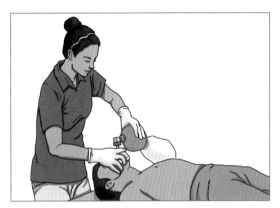

图 49　球囊面罩的使用

——单人操作

②双人操作时，一名施救者开放气道，将面罩固定在患者面部，另一名施救者负责挤压球囊（图 50）。

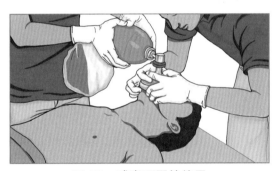

图 50　球囊面罩的使用

——双人操作

现场仅有一名施救者时，最好不要使用球囊面罩。此时使用呼吸面膜或者呼吸面罩吹气更加简便快捷，可缩短胸外按压中断时间。

（二）评估患者

1. 判断意识

意识是人对周围客观事物的认知和反应能力。判断意识即确定患者有无反应，施救者用双手轻拍患者的双肩，并俯身在其两侧耳边大声呼唤，观察患者是否有反应（图 51）；如果是婴儿，用手指轻弹或拍其足底（图 52）。若患者没有反应，即可认为无意识，此时应立即检查呼吸；如患者有反应，应继续检查伤病情况，采取相应救护措施，必要时呼救或将患者送往医院。

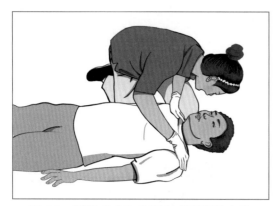

图 51　判断成人和儿童患者意识的方法

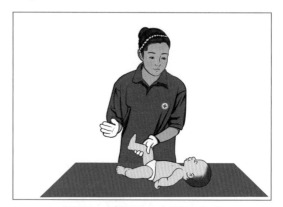

图 52　判断婴儿意识的方法

2. 检查呼吸

人体通过呼吸把氧气吸入肺部，同时把代谢产物二氧化碳从肺部排出体外。连续计数 1 分钟内的呼吸次数，即是呼吸频率。正常情况下，成人每分钟呼吸 12 ～ 20 次，儿童 20 ～ 30 次，儿童年龄越小，呼吸频率越快，新生儿每分钟呼吸可达 40 ～ 44 次。在兴奋、紧张、运动和患有某些疾病时，呼吸频率可能会改变。

当患者无意识时，应立即检查患者有无呼吸。如果患者脸朝下（俯卧位）没有反应，施救者应将其翻转为仰卧位，即心肺复苏体位，并检查有无呼吸。操作方法如下：

（1）施救者位于患者一侧，将其双上肢向上伸直（一手保护肩部，另一手握住腕部）（图 53 ～图 55）。

（2）将远离施救者的小腿搭在近侧腿上（图 56）。

（3）一只手保护患者头颈部，另一只手插入对侧腋下至前胸，用前臂夹住患者的躯干，将其身体向施救者方向翻转，使患者呈仰卧位（图 57、图 58）。

（4）再将患者双上肢置于身体的两侧（图 59 ～图 61）。

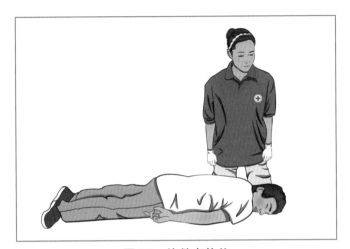

图 53　施救者体位

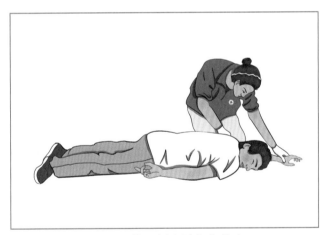

图 54　将同侧上肢向上伸直

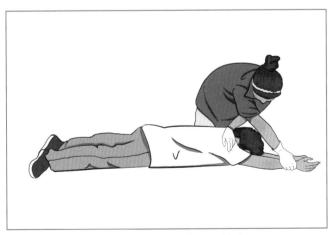

图 55　将对侧上肢向上伸直

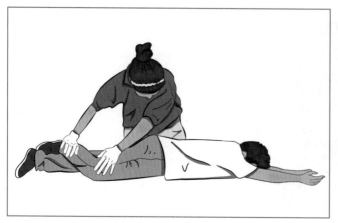

图 56　将对侧小腿搭在同侧小腿上

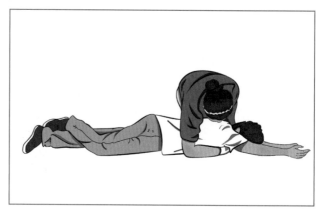

图 57　保护头颈部并将另一只手插入腋下

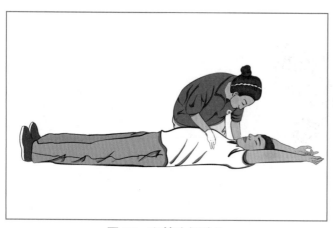

图 58　翻转为仰卧位

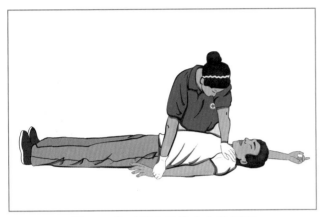

图 59　将对侧上肢放在身体侧面

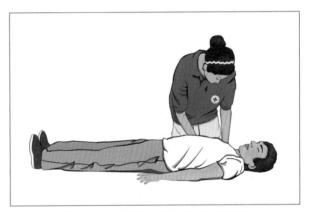

图 60　将同侧上肢放在身体侧面

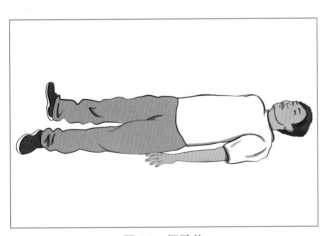

图 61　仰卧位

检查呼吸时要保持患者呼吸道通畅，采用"听、看、感觉"的方法，检查时间约 10 秒。检查时注意患者呼吸的深浅及频率，呼吸是否费力，口唇及皮肤颜色有无改变（缺氧时面部和口唇常呈青紫色或灰白色）。

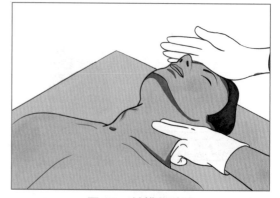

图 62　触摸颈动脉

检查呼吸的方法

听：施救者将耳朵贴近患者口鼻，听患者有无呼吸声

看：观察患者的胸、腹部有无起伏

感觉：用面颊感受患者呼吸的气流

如果患者无意识、有呼吸，应将患者翻转为复原体位（稳定侧卧位）；如果患者无意识、无呼吸（或叹息样呼吸），说明患者发生了心搏骤停，应立即实施心肺复苏。

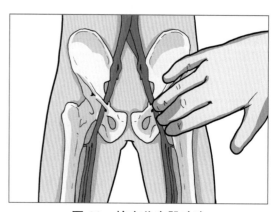

图 63　检查儿童股动脉

3. 检查脉搏

非专业急救人员如果发现患者无意识、无呼吸（或叹息样呼吸），即可立即实施心肺复苏。专业急救人员在检查呼吸的同时，还应检查患者的脉搏，如果在 10 秒内不能判断患者是否存在脉搏，则应立即开始心肺复苏。

成人和儿童通常检查颈动脉，检查方法：施救者一只手按压患者前额使头后仰，用另一只手的食指和中指并拢找到颈部正中的隆起部位，即喉结，手指向施救者所在一侧滑动并稍微施压，在颈侧凹陷处即可触及颈动脉（图 62）。儿童还可以检查股动脉搏动（图 63），婴儿通常检查肱动脉搏动（图 64）。

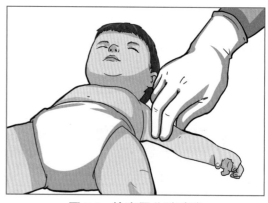

图 64　检查婴儿肱动脉

非专业急救人员在实施心肺复苏前不检查颈动脉的原因

因检查脉搏所需时间较长，通常绝大多数人（包括非专业人员、医护人员等）检查颈动脉所需时间都比 10 秒要长，且只有 15% 的人能在 10 秒内完成脉搏检查，敏感性与特异性均较差。基于以上结果，对非专业急救人员，在判断是否需要实施心肺复苏前不再要求检查动脉搏动。

（三）呼救

1. 现场呼救

发现患者无意识、无呼吸（或叹息样呼吸）时，应立即高声呼叫他人："快来人呀，有人晕倒了！我是红十字救护员，请这位先生（女士）帮忙拨打'120'并告诉我结果，请这位先生（女士）帮忙取来 AED，现场有会救护的人请过来帮忙。"

2. 电话呼救

拨通急救电话后，要沉着、冷静、清楚地回答调度员的询问，调度员告知可以结束通话时，方可挂断电话。应提供以下信息：

（1）患者所在位置，说明该位置附近的明显标志。

（2）患者基本情况，包括人员数量，年龄和性别等。

（3）患者发生伤病的时间和主要表现。

（4）可能发生意外伤害的原因，如电击、爆炸、淹溺、中毒等。

（5）现场联系人的姓名和电话。

（6）要问清救护车到达的大致时间，做好接车准备。

如果现场只有施救者一个人，拨打电话时可将手机置于免提模式，便于一边提供紧急救治，一边听取调度员指示。

如果现场只有施救者一个人，且没有手机可以使用，对目击下发生的心搏骤停，需要暂时离开患者拨打急救电话，并把附近的 AED 取来，返回现场后再实施心肺复苏；对非目击下的心搏骤停或因窒息缺氧造成的心搏骤停，如自缢、呼吸道阻塞、淹溺、支气管哮喘等，应先实施心肺复苏 1 分钟，再离开患者拨打急救电话，并将附近的 AED 取来。

（四）患者体位

1. 心肺复苏体位

如果患者无意识、无呼吸（或叹息样呼吸），说明已发生心搏骤停，需要对患者实施心肺复苏。患者应仰卧在坚固、平坦的表面上。如果施救者怀疑患者头部或颈部有损伤，将患者翻转为仰卧位时，应尽量使其头部、颈部和躯干保持在一条轴线上。

2. 复原体位

复原体位又称"稳定侧卧位"或"恢复体位"，适用于意识不清、但有呼吸和脉搏，且不怀疑有脊柱损伤的患者。该体位可以防止意识不清的患者因舌根后坠或呕吐等引起窒息。如果心肺复苏后患者恢复自主循环，

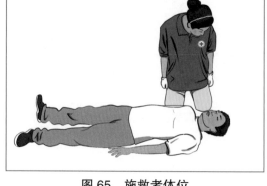

调度员电话指导下的心肺复苏

- 调度员必须接受培训，能够通过电话判断心搏骤停；
- 调度员应在受理呼叫时，把被描述为神志不清、呼吸异常或无呼吸的患者看作发生了心搏骤停；
- 如疑似心搏骤停，调度员应向来电者提供现场心肺复苏指导；
- 施救者按照调度员电话指导对成人患者实施心肺复苏时，可进行单纯胸外按压式心肺复苏。对于婴儿和儿童患者，应实施传统心肺复苏。

图 65　施救者体位

应将其置于复原体位，以保持呼吸道通畅。此外，如果患者呕吐或施救者需要暂时离开患者时（如去拨打急救电话），也应该将其置于复原体位。仰卧位翻转为复原体位操作方法如下：

（1）将患者靠近施救者一侧的上肢肘关节屈曲置于头的外侧，另一上肢屈曲置于对侧胸前，手置于肩部（图65～图67）。

（2）将患者远离施救者一侧腿的膝关节屈曲，脚掌平放于地面，同时扶住患者膝部，施救者用另一只手扶住患者对侧肩部，轻轻将其翻转向施救者一侧（图68、图69）。

（3）把患者头部轻轻抬起，将放在肩部的手掌心朝下垫在头部下面，并开放气道，保持呼吸道畅通（图70、图71）。

（4）把患者屈曲的腿放于伸直腿的前方，膝关节内侧着地（图72、图73）。

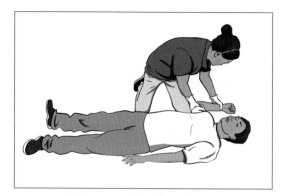

图 66　同侧上肢屈肘外展

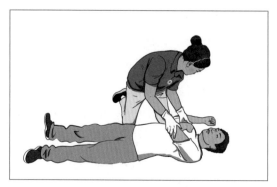

图 67　对侧上肢屈曲手置于肩部

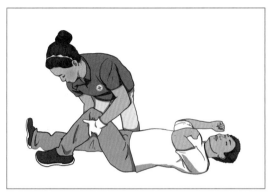

图 68　对侧膝部屈曲

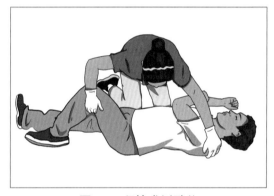

图 69　翻转成侧卧位

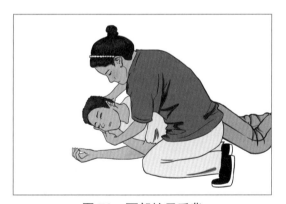

图 70　面部枕于手背

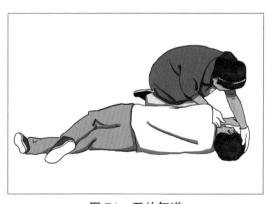

图 71　开放气道

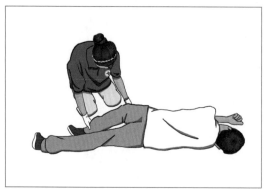
图 72 调整下肢

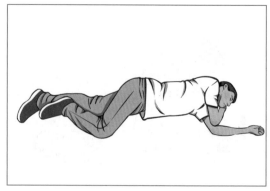
图 73 复原体位

二、心肺复苏的主要技术

心肺复苏包括胸外按压（C：Compression），开放气道（A：Airway）和人工呼吸（B：Breathing）三项技术，其顺序简称为"C–A–B"或"A–B–C"。

（一）C——胸外按压

1. 成人按压技术

按压位置：胸部正中、两乳头连线水平（胸骨下半部）（图 74～图 76）。

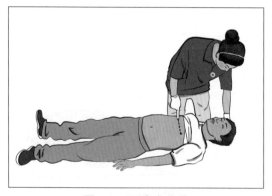
图 74 两乳头连线

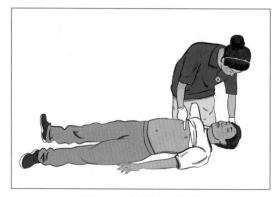
图 75 选择按压部位

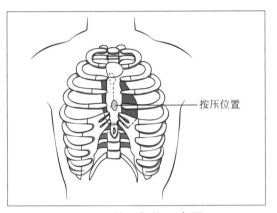

图 76　按压部位示意图

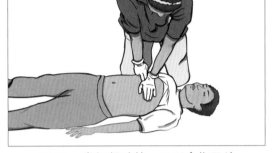

图 78　掌根紧贴第一只手食指平放

滑行法确定按压位置

难以准确判断乳头位置时（如体形肥胖、乳头下垂等），可采用滑行法。

施救者用一只手的中指沿患者肋弓外下方向内上方滑行至两肋弓交汇处，食指紧贴中指并拢，另一只手的掌根部紧贴第一只手的食指平放，使掌根置于胸骨下半部（图 77、图 78）。

按压方法：施救者一手掌根紧贴在患者胸壁，双手十指相扣，掌根重叠，掌心翘起，仅用掌根接触患者胸壁，双上肢伸直，上半身前倾，以髋关节为轴，用上半身的力量垂直向下按压，确保每次按压的方向与胸骨垂直，按压与放松比大致相等（图 79、图 80）。

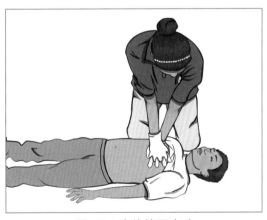

图 79　胸外按压方法

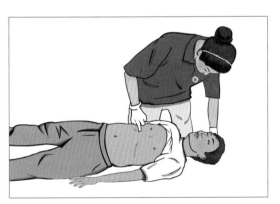

图 77　中指沿患者肋弓滑行

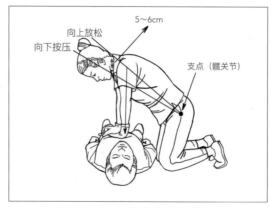

图 80　胸外按压方法示意图

按压深度：5 ～ 6 厘米。

按压频率：100 ～ 120 次 / 分钟。

保证每次按压后胸廓完全回复原状。

尽量减少胸外按压的中断。

2. 儿童按压技术

按压位置：胸部正中、两乳头连线水平（胸骨下半部）（图 81）。

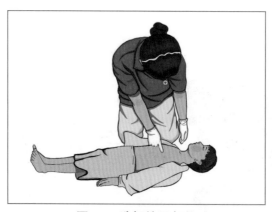

图 81　选择按压部位

按压方法：对大多数儿童，按压方法与成人相同，用双手掌根按压。对于体格较小的儿童，单手掌根按压即可达到按压深度。单手按压时将一只手的掌根放在按压位置，用上半身的力量垂直向下按压，确保每次按压的方向与胸骨垂直，按压与放松比大致相等（图82、图83）。

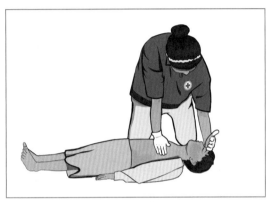

图 82　单手掌根按压

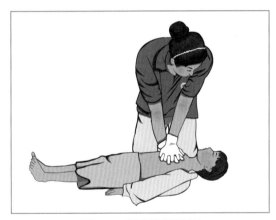

图 83　双手掌根按压

按压深度：至少为儿童胸廓前后径的 1/3（约 5 厘米）。

按压频率：100 ～ 120 次 / 分钟。

保证每次按压后胸廓完全回复原状。

尽量减少胸外按压的中断。

3. 婴儿按压技术

按压位置：胸部正中、两乳头连线下方水平（胸骨下半部）。

按压方法：

（1）单手双指按压。施救者用中指和无名指（或食指）并拢放在婴儿胸部正中、两乳头连线下方水平（胸骨下半部，不要按压胸骨末端），用力垂直向下按压（图 84）。

（2）双手环抱双拇指按压。用双手环绕婴儿胸部，将两拇指并排放在婴儿胸部正中、两乳头连线下方水平（胸骨下半部），两拇指用力向下按压。对于体格较小的婴儿，拇指可重叠放置。该按压方法通常在双人施救时使用（图 85）。

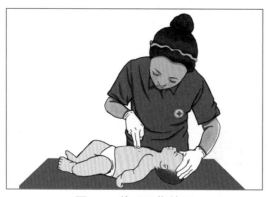

图 84　单手双指按压

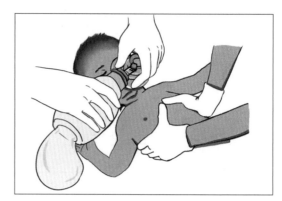

图 85　双手环抱双拇指按压

按压深度：至少为婴儿胸廓前后径的 1/3（约 4 厘米）。

按压频率：100 ～ 120 次 / 分钟。

保证每次按压后胸廓完全回复原状。

尽量减少胸外按压的中断。

双手环抱双拇指按压

如果有 2 名施救者，推荐使用双手环抱双拇指按压法，这种方法有利于确保胸外按压的深度和力度始终一致，为心肌提供更好的血液供应。

高质量心肺复苏的标准

- 按压频率：100 ～ 120 次 / 分钟
- 按压深度
  - 成人 5 ～ 6 厘米
  - 儿童至少为胸廓前后径的 1/3
    （约 5 厘米）
  - 婴儿至少为胸廓前后径的 1/3
    （约 4 厘米）
- 每次按压后让胸廓完全回复原状
- 尽量避免胸外按压的中断
- 避免过度通气

对心搏骤停患者应立即实施高质量心肺复苏。正确有效的胸外按压通过增加胸腔内压或直接按压心脏产生血液流动，可产生 60 ～ 80mmHg 的颈动脉收缩压峰值。

持续按压至关重要，施救者应尽可能减少胸外按压中断的次数和时间，胸外按压所用时间应占全部心肺复苏所用时间的 60% 以上。按压中断时，心脏和大脑的血流量显著减少，继续按压后，需要按压多次才能将心脏和大脑的血流量提升至中断前水平。中断胸外按压的次数越多、中断的时间越长，对心脏和大脑产生的血液供应就越少，复苏成功率就越低。

（二）A——开放气道

呼吸道是气体进出人体的通道，意识丧失的患者因肌张力下降全身肌肉松弛，舌和会厌因重力作用下坠，导致气道阻塞。开放气道有利于患者呼吸道通畅，也便于做口对口人工呼吸。

1. 清理口腔异物

施救者将双手放在患者面颊两侧，用两拇指压住下颌，将患者口腔打开，俯身观察口腔内有无异物。

如有异物，施救者双手置于患者头部两侧，将头轻轻转向施救者一侧，施救者用靠近患者脚侧手的拇指伸进患者口腔压住舌头，其余四指握拳放在下颌处，轻轻提拉患者的下颌骨打开口腔，另一只手的食指（若患者为婴儿用小指）从患者口角上方进入口腔取出异物，再用双手将患者头部复位（图 86 ～图 89）。如果患者有活动义齿应取下，以防止脱落阻塞气道。如无异物，直接打开患者气道。

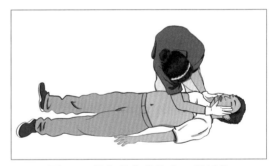

图 86　观察成人或儿童口腔异物

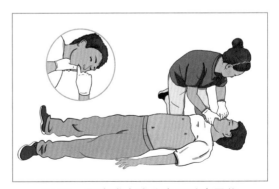

图 87　取出成人或儿童口腔内异物

41

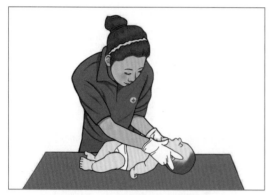

图 88　观察婴儿口腔异物

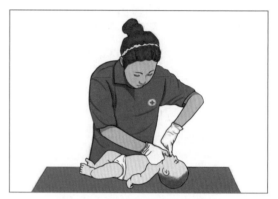

图 89　取出婴儿口腔内异物

2. 开放气道的方法

当患者无颈椎损伤时，可以采用仰头举颏法开放气道。施救者跪在患者一侧，将一只手放在患者前额，用手掌小鱼际（小手指侧掌缘）用力向下压额头使头部后仰，另一只手的食指和中指并拢放在下颏处，使下颌骨向上抬起。切勿按压颈部或下颏下面的柔软部分，避免造成气道堵塞（图 90、图 91）。

> ## 托颌法开放气道
>
> 如果怀疑患者头部或颈椎损伤，应采用托颌法开放气道，以减少颈部和脊椎移动。施救者跪在患者头侧，将双手分别置于患者头两侧，双肘支撑在患者仰卧的平面上，手指放在患者下颌角下方提起下颌，使下颌前移。如患者双唇紧闭，可用拇指推开下唇，使其张口。

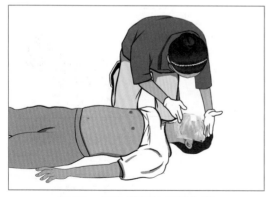

图 90　仰头举颏法开放气道

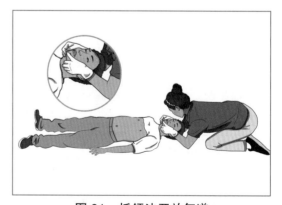

图 91　托颌法开放气道

（三）B——人工呼吸

人工呼吸是指施救者向患者口（鼻）中吹气，使其获得氧气，以维持生命。30 次胸外按压后，开放气道，如果患者仍无呼吸（或叹息样呼吸）时，应立即进行 2 次人工呼吸，吹气时确保患者的胸廓隆起。对于婴儿、儿童和溺水等窒息原因导致心搏骤停的患者，在开始胸外按压前先做 2~5 次人工呼吸，再进行心肺复苏。

呼出空气中的含氧量

空气中约含有 21% 的氧气，人体通过呼吸呼出的气体中约含有 17% 的氧气，因此，施救者呼出的气体可以满足患者所需氧气。

1. 口对口吹气

口对口吹气人工呼吸是一种有效的吹气方法。开放气道的同时，施救者用放在前额手的拇指和食指捏住患者鼻翼，正常吸一口气（无需深吸气），用嘴唇把患者的口完全罩住，呈密封状，向患者口中吹气 2 次，每次吹气应持续约 1 秒，同时观察患者胸廓是否隆起，吹气后松开鼻翼（图 92）。

如果患者胸廓隆起过度，说明吹气过多，应该减少吹气量；如果胸廓未隆起，说明没有把空气吹进患者肺内，此时应将患者头部置于正常位置，重新开放气道，再次吹气。

按压中断的时间不要超过 10 秒，如果施救者未能在 10 秒内给予 2 次有效的人工呼吸，

应当立即重新开始胸外按压，完成 30 次按压后，再次尝试给予人工呼吸。

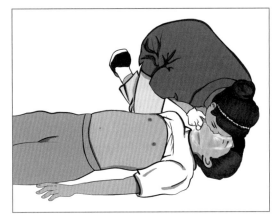

图 92　口对口吹气

人工呼吸的并发症

人工呼吸可能会因吹气过快或气量过大，导致患者胃胀气，严重时出现并发症，如胃内容物反流，导致误吸或吸入性肺炎；胃内压升高后，膈肌上抬，限制心肺运动。

2. 口对鼻吹气

该法适用于不能进行口对口吹气的患者，如口唇创伤等。口对鼻吹气与口对口吹气基本相同，不同在于施救者应使患者口唇紧闭，并用嘴封罩住患者的鼻子，将空气从鼻孔吹入。

3. 口对口鼻吹气

对婴儿人工呼吸时采用口对口鼻的方法，该法与口对口吹气基本相同，不同在于施救者用嘴同时封罩住婴儿的口和鼻子，将空气从婴儿的口鼻吹入（图 93）。

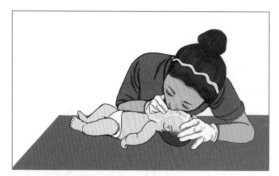

图 93　口对口鼻吹气

4. 口对面罩吹气

（1）将面罩较窄的一端向上，放置在患者面部罩住口鼻。

（2）如果施救者位于患者身体一侧，用靠近患者头侧手的拇指和食指放在面罩的上缘施压，用另一只手的拇指放在面罩的下缘，其余手指放在下颌骨缘并提起下颌开放气道，开放气道时确保面罩密封于面部（图 94）。

（3）如果施救者位于患者头顶侧，用双手提起下颌保持气道开放，使用 E-C 技术将面罩固定于面部（图 95）。

（4）给予 2 次人工呼吸，每次吹气持续约 1 秒，吹气的同时观察患者胸廓是否隆起。

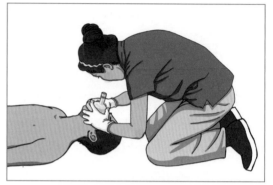

图 95　人工呼吸面罩的使用
——位于患者头顶侧

5. 球囊面罩通气

球囊面罩通气需要经过培训和练习才能熟练掌握。

（1）单人球囊面罩通气。①施救者位于患者头顶侧，将面罩较窄的一端向上，放置在患者面部罩住口鼻；②一只手使用 E-C 技术将面罩固定于面部，提起下颌保持患者气道开放；③另一只手挤压球囊给予 2 次通气，每次持续 1 秒，给气时观察患者胸廓是否隆起。施救者还可以位于患者身体一侧，将球囊置于前臂便于挤压（图 96）。

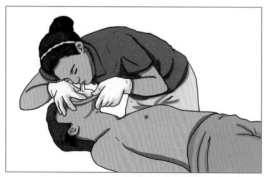

图 94　人工呼吸面罩的使用
——位于患者一侧

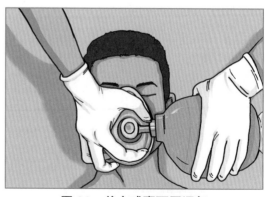

图 96　单人球囊面罩通气

（2）双人球囊面罩通气。当3名以上施救者在场时，使用双人球囊面罩通气法可取得更好的通气效果。一名施救者开放气道，将面罩固定在患者面部，另一名施救者挤压球囊，第三名施救者实施胸外按压（图97）。

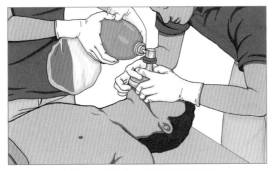

图97　双人球囊面罩通气

三、心肺复苏的操作顺序

心肺复苏包括胸外按压、开放气道和人工呼吸三项技术，成人发生心搏骤停时实施心肺复苏的步骤是胸外按压、开放气道和人工呼吸，即C—A—B。对于婴儿、儿童和溺水等窒息原因导致心搏骤停的患者，实施心肺复苏的步骤是开放气道、人工呼吸和胸外按压，即A—B—C，在开始胸外按压前先做2～5次人工呼吸，再开始以30∶2的按压/吹气比进行心肺复苏；当现场有两名及以上施救者时，以15∶2的按压/吹气比进行心肺复苏。

四、单纯胸外按压

传统的心肺复苏包括胸外按压、开放气道和人工呼吸三个步骤，若施救者不能或不愿意进行人工呼吸，可使用单纯胸外按压式心肺复苏，即只进行胸外按压。此时，胸外按压应连续进行，以每分钟100～120次的频率按压，直到患者出现复苏有效的指征或者有专业急救人员到达现场。但是，对于缺氧性心搏骤停的患者（如溺水、呼吸道阻塞）和儿童、婴儿等，应实施传统的心肺复苏。

五、心肺复苏效果评估

（一）评估方法

每5组（约2分钟）后评估一次效果。施救者仍用患者头侧的手按压患者额部以保持气道开放，用另一只手触摸患者动脉搏动，同时观察患者面部、口唇等的颜色变化，检查患者呼吸，用时约10秒。

（二）心肺复苏有效的指征

1.患者面部、口唇和甲床等颜色由苍白或青紫转为红润。

2.患者恢复心搏。

3.患者恢复自主呼吸。

4.患者出现反应，如瞳孔由大变小、眼球活动、手脚活动、开始呻吟等。

出现心肺复苏有效的指征后，帮助患者穿好衣物，如果不怀疑有脊柱损伤，应将患者翻转为复原体位，开放气道，随时观察患者的生命体征，并安慰照护患者，等待专业急救人员的到来。

六、终止心肺复苏的条件

1. 患者出现心肺复苏有效的指征。

2. 有专业急救人员接替抢救。

3. 现场救护环境危险需转移。

七、不实施心肺复苏的情况

1. 对于遭受无法生存的创伤的患者，如断首或半体缺失。

2. 有证据表明发生长时间心搏骤停，如出现尸斑、尸僵和腐烂。

3. 三度烧伤达到体表面积 95% 以上，可不进行复苏。

第四章
自动体外除颤器

一、概述

心脏搏动是由心的起搏传导和收缩系统共同完成的。心脏正常起搏点是窦房结，由窦房结发出的起搏电流传至心房和心室，依次使其收缩泵血（图98）。

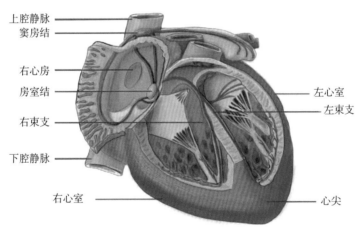

图中标注：
上腔静脉、窦房结、右心房、房室结、右束支、下腔静脉、右心室、左心室、左束支、心尖

图 98　心的传导系统

（一）可复律的心律失常

多种因素可使心搏的速率、节律紊乱，这种情况称为心律失常，有的心律失常可以致命。致命性心律失常中的心室纤维性颤动和无脉性室性心动过速，可以用电击治疗，对此称为可复律的心律失常。

1. 心室纤维性颤动

心室纤维性颤动，简称"室颤"，发病时患者心室的电活动杂乱无章，心脏丧失了统一的收缩和舒张能力，像是在"颤动"，此时心脏无法输送血液，不能产生脉搏（图99、图100）。

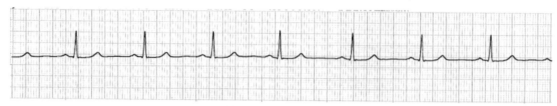

图 99　正常心电图

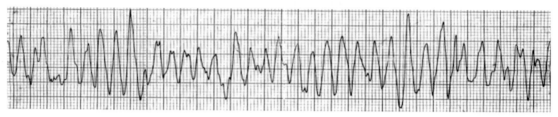

图 100　室颤心电图

2. 无脉性室性心动过速

无脉性室性心动过速，简称"无脉性室速"，虽然患者的心室以非常快的速度收缩，但不能有效泵出血液，无法形成血液循环，此时不能检测到脉搏。

（二）电击除颤的意义

电击除颤是使一定强度的电流在瞬间通过心脏，以终止所有不规则、不协调的心肌电活动，然后心脏自律性最高的起搏点窦房结重新主导心脏节律，使心脏电流自我正常化。对于可复律的致命性心律失常患者，越早除颤预后越好。除颤的成功率会随着时间的延迟而下降，每延迟一分钟，成功率下降 7%~10%。

二、AED 简介

自动体外除颤器（Automated External Defibrillator，AED）能够自动识别患者是否为可复律的心律失常，如果是，AED 会自动充电，并提示施救者按下电击键放电（半自动 AED），以达到除颤的目的。如果患者不适合或无须除颤，AED 则不会放电，同时提示施救者。AED 便于携带，操作简单，非专业医务人员经过培训后也可以安全使用（图 101）。

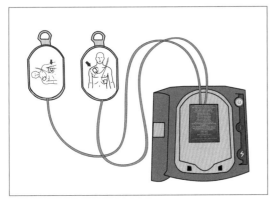

图 101　自动体外除颤器（AED）

（一）电除颤的发展简史

——1947 年，Beck 医生在心脏手术中首次应用交流电直接刺激心脏，成功消除了室颤

——1956 年，Zoll 第一次成功应用交流电对心搏骤停患者进行除颤治疗

——20 世纪 60 年代，直流电除颤得到进一步发展

——1979 年，科学家研制出 AED 并成功应用于临床

——1980 年，第一台自动体内除颤器植入人体，它可以准确分析患者的心脏节律，提供安全有效的治疗

目前使用的 AED 为半自动（自动充电、手动放电）或者全自动（自动充电、自动放电）除颤设备，已由单相波能量除颤，发展到低能量双相波除颤，并保持除颤电流的稳定。

（二）AED 包装内物品组成

不同品牌和型号的 AED 包装内所含物品不尽相同，通常包括除颤器、电极贴片和操作指南，其他附带物品可包括一次性医用手套、毛巾、剃刀、剪刀等。

（三）公共场所除颤项目

有证据明确表明，由旁观者实施心肺复苏并快速使用 AED 除颤时，心搏骤停患者的存活率将会增加。因此，能否及时获得 AED 是急救成功的关键因素。公共场所除颤项目（Public Access Defibrillator, PAD）是指在有大量人群聚集或有可能发生心搏骤停的公共场所内，配备 AED 和培训会使用 AED 的人员（图102）。这些场所包括大型购物中心、宾馆、写字楼、学校、机场、体育场馆、工厂等。

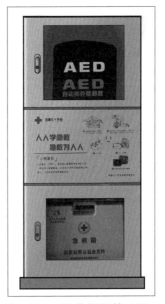

图 102　公共场所的 AED

三、AED 操作步骤

不同品牌和型号的 AED 之间略有差异，但所有 AED 的基本操作方法类似。下面介绍

49

的是操作 AED 的通用步骤。

（一）开启 AED

打开包装，取出 AED。将 AED 放在患者身旁，打开电源开关。开启 AED 后，按照语音提示操作。有些 AED 在打开盖子时会自动开启。

AED 放置的位置应当便于贴放电极片和操作机器，与进行 CPR 的施救者互不影响。考虑到双人操作时的便利性，建议将 AED 放置于患者头顶附近。

（二）贴放电极片

撕去电极片上的贴膜，按照图示将电极片紧贴于患者裸露的皮肤上，然后将电极片连接电线接到 AED 机身上（有些电极片电线已预先连接到机身上）。

1.AED 和电极片的选择

（1）成人和 8 岁及以上的儿童应使用标准 AED。

（2）8 岁以下的儿童应使用儿童电极片，或者使用 AED 的儿童模式，如果两者都没有，可以使用成人标准 AED。

（3）对于婴儿，应首选使用手动除颤器，而不是 AED 进行除颤，如果没有手动除颤器，应使用儿童电极片，或者使用 AED 的儿童模式，如果都没有，可以使用成人标准 AED。

2. 电极片的贴放位置

（1）成人

按图示将一片电极片贴在患者裸露胸部的右上方（胸骨右缘，锁骨之下），将另一片电极片贴在患者左乳头外侧（左腋前线之后第五肋间处）（图 103、图 104）。

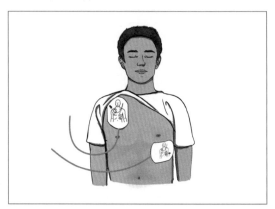

图 103　成人贴放电极片的位置

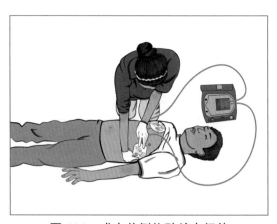

图 104　成人前侧位贴放电极片

（2）婴儿和儿童

按图示将电极片贴在婴儿和儿童的胸前正中及背后左肩胛处，体格较大的儿童也可如成人的位置贴放电极片（图 105、图 106）。

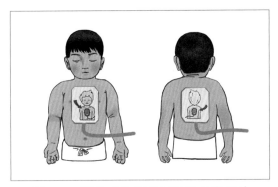

图 105　婴儿或儿童前后位贴放电极片

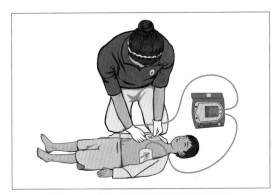

图 106　儿童前侧位贴放电极片

　　如果现场有两名以上的施救者，在一名施救者实施胸外按压的同时，另一名施救者开始操作 AED，不能因为贴电极片而中断心肺复苏。

（三）AED 分析心律

　　AED 通过分析患者的心律以确定是否需要除颤，此时要确保所有人不得接触患者，施救者应大声呼喊提示"请不要接触患者"。触摸或移动患者可能会影响分析结果。如果有施救者正在进行心肺复苏，应当暂停操作。AED 通过分析来识别可复律的心律失常，如果确认为室颤或无脉性室速，AED 会提示进行除颤。如果 AED 分析结果不是可复律的心律失常，AED 则不会放电，同时提示"不建议除颤，如有需要请进行心肺复苏"（图 107）。

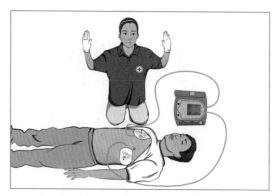

图 107 AED 分析患者心律

（四）电击除颤

如果 AED 建议除颤，需要再次确认所有人员均未接触患者（接触者可能被电击）。待 AED 充电完成后，按下"电击"按钮放电（半自动 AED）或 AED 自动放电除颤（图 108）。

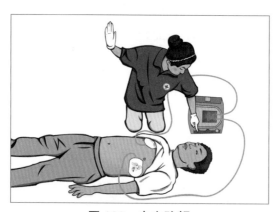

图 108 电击除颤

（五）除颤后继续进行心肺复苏

电击除颤后，立即继续实施心肺复苏。2 分钟后 AED 会再次自动分析心律，确定是否需要下一次电击。无论是否需要进行下一次电击，在 AED 未提示需要离开患者时，均要进行高质量心肺复苏，直至出现终止心肺复苏的条件（图 109）。

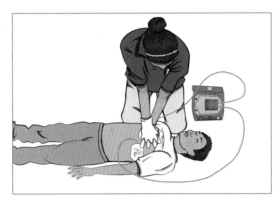

图 109　电击除颤后继续做心肺复苏

四、特殊情况的处理

贴放电极片前，迅速检查患者和周围的环境，以确定是否存在特殊情况。

（一）胸毛过多

如果患者胸毛过多，会导致电极片与皮肤之间的贴合不紧密，此时 AED 无法分析患者心律。施救者可以使用 AED 包装中的剃刀，剃掉电极片贴放部位的胸毛，或者在有两副电极片时，先使用其中一副电极片清除胸毛，再使用另外一副电极片除颤。用电极片去除胸毛时要尽量按压电极片使之与胸毛粘牢，然后快速用力撕掉电极片。

（二）胸部表面有水

如果患者胸部表面有较多水（如淹溺及大量出汗的患者），要快速擦干患者胸部，再贴放电极片。

（三）躺在水中

水是良好的导电体，不能在水中使用 AED。如果患者躺在水中，要先将患者抬出，擦干胸部再使用 AED。

（四）植入式除颤器和起搏器

如果植入的设备可见或了解到患者带有植入设备，要避免将 AED 电极片直接贴在该设备上，调整电极片的贴放位置，按照正常操作步骤使用 AED。

（五）药物贴片

如果患者贴放电极片的部位有药物贴片，不能直接将电极片贴在药物贴片上，应当撕掉药物贴片后，再贴放电极片。

（六）金属表面

在使用 AED 前，要将患者移开金属等导电物体表面。

（七）首饰和穿刺装饰

在使用 AED 之前，不需要摘取患者的首饰或身体穿刺装饰，但要避免将电极片直接贴在金属饰品或穿刺装饰上。

五、AED 的维护和保管

AED 的维护和保管

为了保证 AED 正常工作，必须对 AED 进行维护，包括更换电池、更换电极片及其他消耗品等。具体操作应当按照 AED 产品说明书或其他相关规定进行处理。

应定期检查 AED，以确保 AED 处于良好的工作状态，在需要时随时可用。要确保 AED 电池安装正确且在有效期内，确保贴片储备充足，存放在密封包装中，并在有效期内。

第五章
多人施救

一、双人心肺复苏

（一）成人患者

第一名到达疑似心搏骤停患者身边的施救者，首先要判断现场环境是否安全，做好个人防护，检查患者的意识和呼吸。如果判断患者发生了心搏骤停，第一名施救者立即开始实施心肺复苏，如果没有移动电话，让第二名施救者到附近拨打急救电话，并取得附近的 AED。第二名施救者取来 AED 后要尽快使用。

两名施救者分别位于患者身体两侧，一名施救者实施胸外按压，另一名施救者保持患者气道通畅，观察患者面色，实施人工呼吸，使用 AED，并监测颈动脉搏动以评价按压效果。每完成 5 组心肺复苏后，由负责人工呼吸的施救者检查患者的呼吸和脉搏，时间约 10 秒。为减少按压者的疲劳，保证按压效果，应在每 5 组心肺复苏后（约 2 分钟）交换角色，如果按压者感到疲劳，也可以提早交换。如果现场有 AED 可以使用，为尽量减少按压的中断，两名施救者仅在 AED 分析心律时交换角色，时间在 5 秒以内。

为了保持良好的沟通，实施胸外按压的施救者应当大声计数按压次数，使另外一名施救者掌握进行人工呼吸的时机，还可以使两名施救者掌握交换角色的时机。

（二）儿童和婴儿患者

对儿童和婴儿患者的双人施救与成人类似，区别如下：

1. 有两名施救者时，儿童和婴儿的按压 / 吹气比例为 15∶2

发生心搏骤停的儿童和婴儿往往伴有呼吸衰竭，这些疾病甚至在心搏骤停前就已经造成血液中氧含量的降低。因此，对于大多数心搏骤停的儿童和婴儿，单纯胸外按压式的心肺复苏不能与传统的心肺复苏一样有效地提供含氧血液，此时应当对儿童和婴儿同时实施胸外按压和人工呼吸，而比例为 15∶2 的按压 / 吹气比能够进一步增加供氧，更有效地将含氧血液输送到重要脏器。

2. 两名施救者对婴儿进行心肺复苏时，可使用双手环抱双拇指按压

该技术优于单人双指按压，有助于保持胸外按压的深度和力度始终一致，为心肌提供更好的血液供应（图 110）。

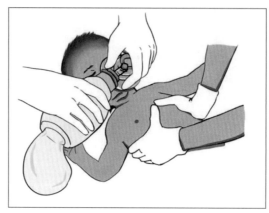

图 110　双手环抱双拇指按压法

二、团队心肺复苏

如果现场有多名人员接受过心肺复苏培训，可以形成团队进行心肺复苏，同时完成多个步骤和评估，不必如单一施救者那样依次完成操作。例如，可以由一名施救者呼救，一名施救者进行胸外按压，一名施救者进行人工呼吸，一名施救者取回 AED 并进行除颤。在团队合作中需要良好有效的沟通和协作，彼此之间清晰地传递信息，防止误解，互相尊重。

第六章
特殊情况下的心肺复苏

一、创伤

创伤所致心搏骤停与原发性心搏骤停的急救不完全相同。原发性心搏骤停的急救原则是通过心肺复苏为患者建立血液循环，以促使其恢复自主循环；而创伤所致的心搏骤停则需要对可干预的因素进行处理，如止血、畅通呼吸道等，并尽快送往医院，在此基础上实施心肺复苏建立血液循环。

为维护伤病员的尊严、节省人力物力和减少施救人员的风险，应权衡对创伤性心搏骤停患者实施复苏所面临的风险和代价。现场对遭受无法存活的创伤的伤员可不进行心肺复苏，如断首、半体缺失、尸僵等。

二、电击与雷击

在遭遇电击与雷击时，可能造成心搏骤停。施救者进行救护前应首先确保自身的安全，不要将自己置于被电击的危险中，在切断电源或脱离闪电环境后，立即判断伤员的情况。如果伤员无意识、无呼吸（或叹息样呼吸），施救者应立即实施心肺复苏，尽快拨打急救电话，并适当延长心肺复苏时间，如果附近有 AED，要尽快取来使用。因为电击的强度和持续时间不确定，许多伤员无心肺系统疾患，如果得到及时的救治，有较大的存活希望。

三、溺水

如果溺水者无意识、无呼吸（或叹息样呼吸），施救者应迅速清除溺水者口鼻中的泥沙等异物，开放气道，首先给予 2～5 次人工呼吸，然后立即开始以 30∶2 的按压 / 吹气比例实施心肺复苏，如有两名施救者，以 15∶2 的按压 / 吹气比例实施心肺复苏。如果现场仅有一名施救者且无手机可以使用，在进行 1 分钟心肺复苏后，施救者应暂时离开溺水者去拨打急救电话和取得附近的 AED。

溺水者预后的决定性因素是缺氧持续的时间，因此，要尽早开始高质量心肺复苏，不应试图采用无效的急救方法，如控水等。

四、孕妇

对孕妇进行心肺复苏时，基本操作步骤与一般患者并无差异，首要任务是提供高质量心肺复苏和减轻主动脉、下腔静脉的压力。如果宫底高度超过肚脐水平，徒手将子宫向左侧移位有助于在胸部按压时减轻主动脉和下腔静脉的压力。

附录一
气道异物梗阻

食物或其他物体进入气道后会导致气道阻塞，阻止空气进入肺部，造成机体缺氧，严重时甚至引起窒息死亡。成人气道异物梗阻通常由于食物阻塞导致，吞咽过量或体积过大的食物、进食时大声说笑、大量饮酒等。婴幼儿气道异物梗阻常为食物或其他物体（如玩具等）阻塞导致。

一、气道异物梗阻的表现

气道异物梗阻的识别是抢救成功的关键，患者常不由自主地以一只手或双手紧贴颈前喉部，被称为"V"形手势（图 111）。

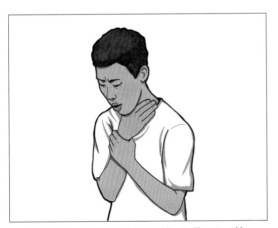

图 111　气道异物梗阻的"V"形手势

（一）不完全性气道异物梗阻

气道被部分堵塞时，患者可以说话或者发出声音，可以咳嗽、呕吐。患者可能呼吸困难，张口吸气时发出尖锐的噪声，或呼吸作响，可有面色、皮肤、甲床和口腔黏膜的青紫。

（二）完全性气道异物梗阻

有较大的异物完全堵塞了气道，患者不能说话、咳嗽和呼吸，面色青紫，很快发生意识丧失，昏迷倒地。如果不能及时解除梗阻，患者很快因缺氧而发生死亡。

二、气道异物梗阻的易发人群

气道异物梗阻通常在人进食时发生。发生气道异物梗阻风险比较大的人群包括：意识障碍者、药物中毒和（或）酒精中毒者、患影响吞咽和咳嗽反射的神经功能缺损者（如中风、帕金森症、脑瘫、痴呆等疾病患者）、患呼吸道疾病者、牙齿不好者以及老年人。婴儿和儿童气道异物梗阻多发生在进食中，或由于非食物原因，如硬币、果核或玩具等。

三、成人和儿童气道异物梗阻的现场救护

当怀疑意识清楚的人发生气道异物梗阻时，要询问："你被卡了吗？"清醒的患者会表示认同，此时立即施救（图112）。

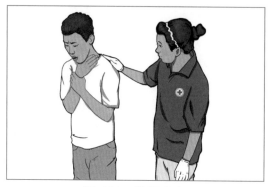

图 112　询问患者

■ 如果患者表现出轻度的气道梗阻症状，应鼓励患者用力咳嗽，争取排出异物。不要立即进行背部叩击、腹部和胸部冲击等治疗，这样可能会导致严重的并发症和加重气道梗阻。

■ 如果患者表现为严重的气道梗阻症状，但意识清醒，应当立即拨打急救电话，并采取以下方法进行救治。

1. 背部叩击法

（1）施救者站到患者身后，用一只手支撑患者胸部，让患者前倾（腰部向前弯曲），利于异物从口中排出，而不是顺呼吸道下滑（图113、图114）。

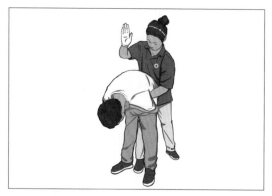

图 113　支撑患者胸部——成人

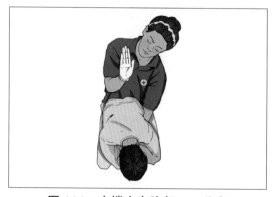

图 114　支撑患者胸部——儿童

（2）用另一只手的掌根在患者两肩胛骨之间用力叩击 5 次（图 115、图 116）。

（3）每次叩击后检查气道梗阻是否解除，如果解除，不必做满 5 次。

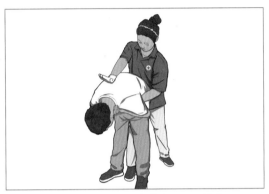

图 115　叩击患者背部——成人

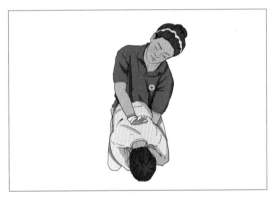

图 116　叩击患者背部——儿童

2. 腹部冲击法（海氏冲击法）

（1）当背部叩击不能解除患者气道梗阻时，立即实施腹部冲击。

（2）施救者站在或单膝跪在患者身后，用双臂环绕患者腰部，让患者弯腰前倾。

（3）施救者一只手握拳，握拳手的拇指侧紧抵患者剑突和肚脐之间（脐上两横指），另一只手握紧此拳，用力快速向内、向上冲击，重复 5 次（图 117 ～图 119）。

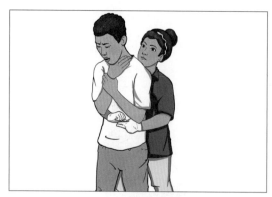

图 117　选择冲击部位

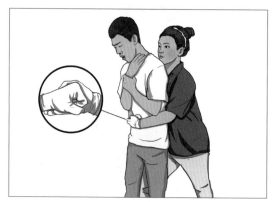

图 118　成人腹部冲击

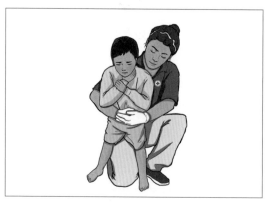

图 119　儿童腹部冲击

（4）每次腹部冲击后检查气道梗阻是否解除，如果解除，不必做满 5 次，如果梗阻没有解除，继续交替进行 5 次背部叩击。

3. 胸部冲击法

对于肥胖和怀孕后期的气道异物梗阻患者，施救者无法环抱患者的腹部，应采用胸部冲击法代替腹部冲击法。

（1）施救者用双臂从患者腋下自后向前环绕其胸部。

（2）一只手握拳，拇指侧置于患者胸骨中部，注意避开肋骨缘和剑突。

（3）另一只手紧握此拳，用力收紧手臂向内、向上有节奏冲击5次（图120）。

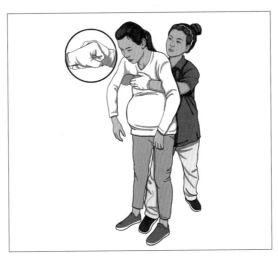

图120　孕妇的胸部冲击法

■ 患者一旦失去意识，立即小心地将其平放在地上；如果还没有拨打急救电话，立即呼叫；开始实施心肺复苏，此时应进行人工呼吸（图121、图122）。

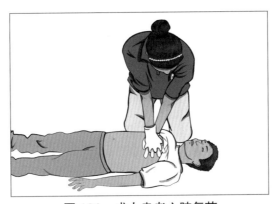

图121　成人患者心肺复苏

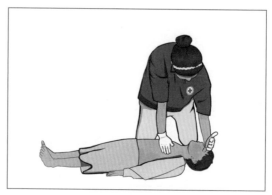

图 122　儿童患者心肺复苏

四、婴儿气道异物梗阻的现场救护

■ 如果婴儿表现出轻度的气道梗阻症状，暂时不做治疗，继续观察症状变化。背部叩击和胸部冲击可能引起严重的并发症和使气道梗阻恶化。

■ 如果婴儿表现为严重的气道梗阻症状，但意识清醒，应当立即拨打急救电话，并采取以下方法进行救治。

1.背部叩击法

（1）施救者坐位或蹲位，将婴儿抱起，用一只手保护婴儿头颈部，将其头低脚高放于前臂上（图 123、图 124）。

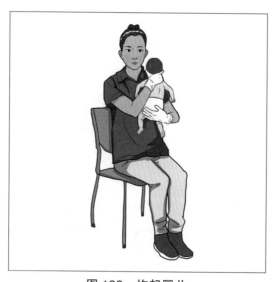

图 123　抱起婴儿

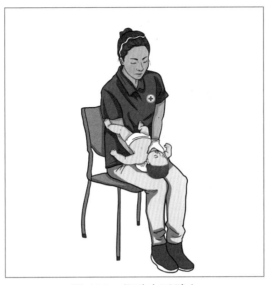

图 124　仰卧在手臂上

（2）用另一只手固定婴儿下颌部，使头轻度后仰，将婴儿翻转为俯卧位，俯卧在施救者手臂上，头低于身体（图 125、图 126）。

（3）施救者用一只手的掌根部在婴儿两肩胛骨之间叩击 5 次（图 127）。

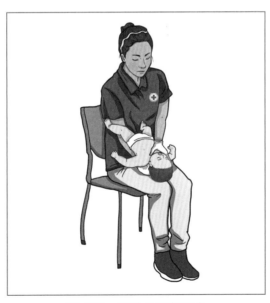

图 125　保护头颈部翻身

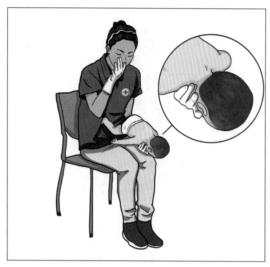

图 126　固定婴儿下颌角

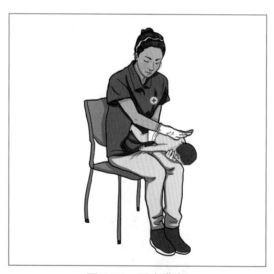

图 127　叩击背部

（4）每次叩击后检查气道梗阻是否解除，如果解除，不必做满 5 次。

2. 胸部冲击法

（1）施救者坐位或蹲位，用两只手及前臂固定婴儿，将其翻转为仰卧位，保持婴儿沿着施救者手臂的方向，头低脚高顺放（或横放）在大腿上。

（2）在婴儿两乳头连线下方水平进行冲击按压，施救者用一只手的中指和食指／无名指并拢（两根手指并拢），垂直向下冲击，重复 5 次，深度约为胸廓前后径的 1/3（图 128）。

（3）每次冲击后检查气道梗阻是否解除，如果解除，不必做满 5 次，如果梗阻没有解除，继续交替进行 5 次背部叩击。

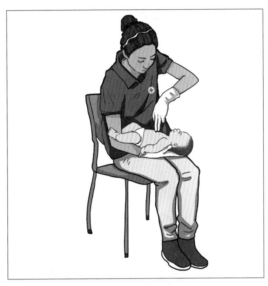

图 128　胸部冲击

■ 患儿一旦失去意识，立即小心地将患儿移到一个坚硬的平面上；如果还没有拨打急救电话，立即呼叫；开放气道，给予 2 ～ 5 次人工呼吸。在第一次尝试人工呼吸时，如果吹气没有使胸廓抬起，重新调整婴儿头部位置，再次开放气道做第二次尝试，此后立即实施心肺复苏（图 129）。

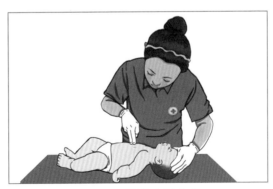

图 129　婴儿心肺复苏

🔲 **注意事项**

1. 实施腹部冲击的位置要准确，不要把手放在胸骨的剑突上或肋缘下。

2. 需要随时检查每次背部叩击和胸、腹部冲击是否解除了梗阻，如果解除，不必做满 5 次。

3. 避免盲目使用手指清理呼吸道，除非可以明确看见异物，再用手指移除，清除婴儿口腔异物要用小手指（图 130）。

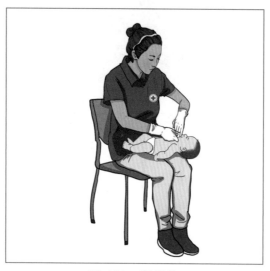

图 130　取异物

4. 气道异物梗阻急救结束后，即使看起来状态良好的患者，也应该尽快进行医疗检查，以确保没有损伤气道或其他内脏器官。

5. 气道梗阻患者独自一人时，可采用自救的方法。患者一只手握拳，用拳头的拇指侧紧抵剑突和肚脐之间（脐上两横指处），另一只手紧握此拳头，用力快速向上、向内冲击。还可选择将上腹部抵压在一块坚硬的平面上，如椅背、桌缘、走廊栏杆等处，弯腰并连续向内、向上冲击，从而使异物排出（图 131 ～图 133）。

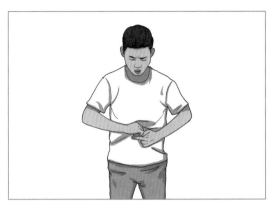

图 131　选择冲击部位

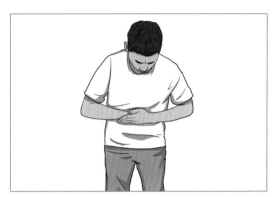

图 132　腹部冲击

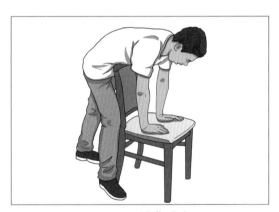

图 133　椅背冲击

附录二
红十字运动

一、红十字运动的起源

红十字运动起源于战场救护，是人类文明进步的象征，是人类社会发展的必然产物。瑞士人亨利·杜南（1828—1910 年）是红十字运动的创始人（图 134）。

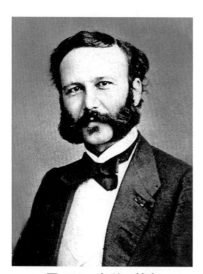

图 134　亨利·杜南

1859 年 6 月 24 日，奥地利陆军与法国－撒丁（意大利邦国之一）联军 30 多万人激战于意大利北部的索尔弗利诺，双方伤亡惨重，约有 4 万伤兵被遗弃在战场。6 月 25 日，亨利·杜南因商务活动途经此地，为惨象所震惊，当即协调各方，发动村民，投入战场救护。回到日内瓦后，他立即撰写了《索尔弗利诺回忆录》。书中提出两项重要建议：一是在各国设立全国性的志愿伤兵救护组织，平时开展救护技能训练，战时支援军队医疗工作；二是签订一份国际公约给予军事医务人员和医疗机构及各国志愿的伤兵救护组织以中立的地位。

1863 年 2 月 9 日，"伤病救护国际委员会"（红十字国际委员会的前身）宣告成立。

1864 年 8 月 22 日，第一个日内瓦公约——《关于改善战地陆军伤者境遇之日内瓦公约》正式签署。

1948 年，红十字会与红新月会国际联合会理事会决定将每年的 5 月 8 日（亨利·杜南的生日）定为世界红十字日。

2000 年，红十字会与红新月会国际联合会确定每年 9 月的第二个星期六为世界急救日。

二、红十字运动的组成

红十字运动由三部分组成，即红十字国际委员会（简称国际委员会）、红十字会与红新月会国际联合会（简称国际联合会）、国家红十字会或红新月会（简称各国红会）。

红十字国际委员会

国际委员会的前身是由亨利·杜南等 5 位日内瓦公民组成的"伤兵救护国际委员会"，1875 年更名为红十字国际委员会。

红十字会与红新月会国际联合会

国际联合会是世界上各国红十字会和红新月会的联合组织，创立于第一次世界大战后的 1919 年。

国家红十字会或红新月会

各国红会是本国政府人道工作的助手，是独立自主的全国性团体，是红十字运动的基本成员和重要力量。

三、红十字运动的标志

红十字运动标志，是红十字运动的象征，体现着当今世界的人道与同情。

1. 标志的含义

保护作用——是标示在战争、武装冲突中必须受到尊重和保护的人员和设备、设施。

标明作用——是标示与红十字活动有关的人或者物。

2. 红十字运动标志

红十字标志（图 135）、红新月标志（图 136）、红水晶标志（图 137）。

图 135　红十字标志　　　　图 136　红新月标志　　　　图 137　红水晶标志

四、红十字运动的基本原则

红十字运动基本原则，即人道、公正、中立、独立、志愿服务、统一、普遍，这七项原则既是本运动全部组成机构所必须遵守的特定准则，也是本运动的各种行为的标准和规范。

人道

国际红十字与红新月运动的本意是不加歧视地救护战地伤员，努力防止并减轻人们的痛苦，不论这种疾苦发生在什么地方。本运动的宗旨是保护人的生命和健康，保障人类的尊严；促进人与人的相互了解、友谊和合作，促进持久和平。

公正

本运动不因国籍、种族、宗教信仰、阶级和政治见解而有所歧视，仅根据需要，努力减轻人们的疾苦，优先救济困难最紧迫的人。

中立

本运动在冲突双方之间不采取立场，任何时候也不参与涉及政治、种族、宗教或意识形态的争论。

独立

本运动是独立的。必须始终保持独立，以便任何时候都能按本运动的原则行事。

志愿服务

本运动是志愿救济运动，绝不期望以任何形式得到好处。

统一

任何一个国家只能有一个红十字会或红新月会。它必须向所有人开放，必须在全国范围内开展人道工作。

普遍

国际红十字与红新月运动是世界性的。在这个运动中，所有的红十字会或红新月会都享有同等地位，负有同样责任和义务，并相互支援。